AF503943

DE

LA LIGATURE OU DU PINCEMENT

DES UTÉRINES

DANS LE TRAITEMENT DES FIBROMES

PAR

Le Dʳ G. GAFFAREL

LYON

A. REY, IMPRIMEUR ÉDITEUR DE L'UNIVERSITÉ

4, RUE GENTIL, 4

1899

DE

LA LIGATURE OU DU PINCEMENT

DES UTÉRINES

DANS LE TRAITEMENT DES FIBROMES

DE

LA LIGATURE OU DU PINCEMENT

DES UTÉRINES

DANS LE TRAITEMENT DES FIBROMES

PAR

Le Dr G. CAFFAREL

LYON

A. REY, IMPRIMEUR-ÉDITEUR DE L'UNIVERSITÉ
4, RUE GENTIL, 4

1899

AVANT-PROPOS

C'est à M. le professeur agrégé Condamin que nous devons l'idée première de ce travail, pour la composition duquel il a bien voulu nous aider de ses conseils. Qu'il soit assuré que nous ne garderons pas moins bon souvenir de l'aimable accueil qu'il nous a fait à notre arrivée à Lyon que des leçons si utiles qu'il nous a fait entendre.

Que M. le Dr Goullioud nous permette de l'assurer de notre gratitude pour les observations qu'il nous a si obligeamment communiquées non moins que pour les avis dont il s'est montré si aimablement prodigue envers nous.

M. le professeur Fochier nous fait le grand honneur de présider notre thèse, nous le prions de recevoir l'expression de notre reconnaissance.

Nous avons encore à rendre hommage à ceux de nos maîtres de l'Ecole de médecine et des hôpitaux de Grenoble, dont nous avons été tour à tour l'élève et l'interne, et dont les conseils ne nous ont jamais fait défaut, MM. les

Dr Allard, Bordier, Comte, Deschamps, Nicolas, Porte et Perriol.

Un souvenir de gratitude plus intime nous porte vers nos amis dont l'affection nous fut si douce durant le cours de nos études. Qu'ils reçoivent la ferme assurance de notre vive et durable sympathie.

INTRODUCTION

Pendant longtemps la thérapeutique curative des fibromes s'est bornée à l'hystérectomie et à la castration. Mais ces opérations étant d'une exécution longue et difficile, non sans dangers encore à l'heure actuelle malgré les progrès de l'antisepsie, et, d'autre part, rendues parfois impossibles par l'état de la malade ou celui seulement des parties atteintes, on a cherché à les remplacer par d'autres, dont les résultats fussent équivalents. La ligature des utérines répondait à ce désidératum, on l'employa.

L'idée de rechercher l'atrophie d'une tumeur par la suppression des vaisseaux qui la nourrissent n'est d'ailleurs pas de date récente, puisque dès le xviie siècle Frankfurt et Harwey la préconisent après l'avoir vue servir avec fruit aux vétérinaires. Appliquée même à l'utérus, elle est aussitôt abandonnée et réservée aux seuls organes aisément accessibles, tels que la langue, le goitre, le testicule, où les inoculations septiques, moins à craindre, ne provoquent pas des accidents aussi rapidement graves que ceux qui accompagnaient parfois les interventions sur la cavité abdominale.

L'analyse des résultats de la castration dans le traitement des fibromes ayant démontré la grande part qu'il en revient à la ligature des vaisseaux utéro-ovariens, on s'est demandé de divers côtés s'il ne serait pas possible d'obtenir les mêmes résultats par la ligature seule des vaisseaux propres de l'utérus. L'expérience ayant répondu affirmativement, on a fait de cette ligature un mode de traitement sur lequel les résultats déjà obtenus permettent de fonder de légitimes espérances. De nombreux auteurs se sont déjà occupés de la question, mais le nombre restreint d'observations de chacun d'eux ne leur permettant que des idées générales, le rôle et les indications de la ligature ne sont pas toujours adéquats. Aussi nous a-t-il paru intéressant de les étudier, d'analyser les résultats qu'ils ont obtenus chacun par leur méthode, afin de nous faire une idée nette de ce qu'on peut attendre de ce procédé encore peu répandu en France, des cas qui en sont justiciables, en un mot afin de déterminer quel rang il doit occuper dans la thérapeutique chirurgicale des fibromes.

Voici le plan suivi dans notre travail :

Chapitre I. — Anatomie.

Chapitre II. — Historique.

Chapitre III. — Manuel opératoire.

Observations.

Chapitre IV. — Résultats.

Chapitre V. — Indications.

Conclusions.

DE

LA LIGATURE OU DU PINCEMENT

DES UTÉRINES

DANS LE TRAITEMENT DES FIBROMES

CHAPITRE PREMIER

ANATOMIE

L'artère iliaque interne à son origine est recouverte par l'uretère : l'artère utérine qui naît en cet endroit d'un tronc commun avec l'ombilicale ou isolément se trouve donc, elle aussi, immédiatement au-dessous du même organe qui n'est recouvert lui-même que par le péritoine du cavum rétro-utérin. De là l'utérine se dirige en descendant obliquement en dedans vers l'angle inféro-interne du ligament large, dans le bord inférieur duquel nous allons la retrouver dans un instant.

Dans son trajet jusqu'à ce point elle est accompagnée par les vaisseaux et les nerfs des organes pelviens et l'uretère. Tous ces organes sont unis dans une même gangue de tissu conjonctif qui les englobe et en forme une sorte de pédicule : c'est le commencement de la gaine hypogastrique bien décrite par P. Fredet, à qui nous empruntons d'ailleurs une bonne partie de cette étude, dans le *Journal de l'Anatomie et de la Physiologie* de 1898. Cet ensemble vasculo-nerveux soulève le péritoine et forme une sorte de crête à deux versants, antérieur et postérieur, qui divise le cavum rétro-utérin en deux régions : l'une ayant la forme d'un triangle à base postérieure comprise entre cette crête et le repli utéro-sacré, l'autre en forme de fuseau, située en avant du pédicule hypogastrique et s'étendant jusqu'aux vaisseaux utéro-ovariens en dehors, au bord supérieur du ligament large en dedans, c'est ce que P. Fredet appelle fossette ovarienne.

Si maintenant nous pénétrons à l'intérieur de la gaine, nous verrons que l'artère utérine, primitivement placée sous l'uretère, ne tarde pas à le croiser à angle très aigu pour lui devenir antérieur : l'artère utérine, à ce moment, n'est recouverte que par le péritoine de la fossette ovarienne. Elle garde cette position jusqu'au moment où pénétrant dans la base du ligament large elle croise l'uretère, en passant au-dessus, pour se porter vers l'utérus et accomplir la courbe à concavité supérieure qu'elle effectue au niveau de l'insertion vaginale du col. L'uretère, lui, continue à descendre en se rapprochant régulièrement de la ligne médiane : sa direction est donc plus voisine de l'antéro-postérieure. D'ailleurs, en cet endroit, on le peut facilement éloigner de l'artère utérine grâce à la configuration de cette gaine hypogastrique dont nous avons parlé précédemment.

En effet si le tissu conjonctif englobe en arrière tous les vaisseaux et l'uretère en une gaine unique, en avant cette gaine se dédouble en deux lames secondaires, dont l'une, l'antérieure, renferme l'uretère et les vaisseaux vésico-vaginaux, la postérieure, les vaisseaux et les nerfs propres de l'utérus, noyés au milieu d'un grand nombre de veines. Ce sont ces deux lames que, le cul-de-sac antérieur étant ouvert, le doigt sépare lorsqu'il décolle la face antérieure de l'utérus de la vessie et de l'uretère. Elles sont isolables en dehors jusqu'au croisement de l'uretère et de l'utérine, qui se fait en moyenne à 2 centimètres des bords de l'utérus : en dehors ce dédoublement peut être poussé jusqu'aux vaisseaux utéro-ovariens, mais la recherche de ces vaisseaux ne serait pas sans danger pour le péritoine, car le ligament large dans sa partie supérieure renferme un tissu conjonctif assez serré.

La lame postérieure qui nous intéresse directement renferme, avons-nous dit, les nerfs de l'utérus, des veines volumineuses et l'artère utérine qui se recourbe pour remonter le long du bord de l'utérus : elle a une forme trapézoïdale, la grande base correspondant au bord de l'utérus, la petite à l'origine des vaisseaux utéro-vaginaux. L'artère en cet endroit n'est pas unique : elle a déjà émis ses collatérales cervico-vaginales longues et volumineuses, qui peuvent induire en erreur et passer pour l'utérine : le tronc principal est plus haut placé dans la lame.

Arrivée au niveau de l'isthme de l'utérus, l'utérine remonte jusqu'au ligament rond en suivant le bord de l'organe, le long duquel elle décrit ces flexuosités nombreuses qui l'ont fait comparer par Luschka à un anévrisme cirsoïde. Puis, elle se recourbe en dehors et ne tarde pas à se diviser en deux branches terminales, qui vont s'anastomoser au niveau du tiers externe de l'ovaire avec des branches analogues issues de la spermatique interne : disons de suite qu'elle émet souvent une troisième branche qui s'anastomose avec la salpingienne postérieure vers l'angle de l'utérus. La direction, le mode de distribution et le lieu d'anastomose de ces vaisseaux prouvent que l'utérus reçoit son sang de l'utérine seulement, tandis que l'ovaire le reçoit également de l'utérine et des vaisseaux spermatiques ou utéro-ovariens. Deux faits expérimentaux appuient d'ailleurs cette considération d'ordre anatomique : le premier, c'est que la ligature de l'utérine fait rapidement blanchir le col sous les yeux même de l'opérateur (obs. VIII.) ; le second que, dans la castration, lorsqu'on coupe les vaisseaux salpingiens, le bout utérin seul donne d'une façon notable.

Après cette petite digression destinée à légitimer le choix de l'utérine pour la ligature sur les autres vaisseaux de l'utérus, étudions son mode de distribution. Après l'émission des branches cervico-vaginales dont nous avons parlé, l'utérine émet deux ou trois petites branches cervicales au moment où elle va rejoindre le bord de l'utérus. A partir de là, elle donne naissance le long de ce bord à huit ou dix branches transversales qui se partagent sans tarder en deux rameaux, l'un antérieur, l'autre postérieur, qui pénètrent l'utérus et irriguent les trois couches séreuse, parenchymateuse et muqueuse, qui le constituent. Ces artères sont anastomosées directement avec celles du côté opposé et entre elles par des voies verticales, de même que les différents étages de la paroi utérine sont solidaires les uns des autres. Elles s'anastomosent encore en bas avec celles du vagin directement, et avec celles de la vessie par l'intermédiaire de ces longues collatérales dont nous avons parlé : en haut avec les branches émanées des vaisseaux spermatiques.

Il ressort de cet aperçu que l'artère utérine est facile-

ment accessible en deux points : à son origine en se repé-
rant sur l'uretère qui l'accompagne sous le péritoine de la
fossette ovarienne : dans la base du ligament large où le
dédoublement de la gaine hypogastrique permet aisément
de l'isoler. Que pour assécher complètement son territoire
il ne suffit pas de la lier seule, mais qu'il faut faire la même
opération sur celle du côté opposé.

Si maintenant nous nous demandons quel est le point le
plus favorable à une hémostase complète, la réponse nous est
encore donnée par ce qui précède : l'artère liée à son origine ou dans sa portion ascendante laisse perméables ses
collatérales cervico-vaginales par lesquelles refluera,
jusqu'à l'utérus le sang venant du vagin et de la
vessie.

En liant donc le ligament large au voisinage de l'utérus
nous aurons un résultat plus certain, surtout si la ligature
au lieu de porter sur le vaisseau seul, ce qui pourrait exposer à des méprises ainsi que nous l'avons dit plus haut,
englobe toute la lame conjonctive, qui renferme à ce niveau utérine et collatérales. Cette ligature en masse possède cet autre avantage bien mis en lumière par F. Martin,
de Chicago, de comprendre avec les vaisseaux, les nerfs
qui se rendent à l'utérus : elle provoque ainsi sur l'utérus
une action trophique, qui vient s'ajouter à celle déjà pro-
duite par la suppression de l'afflux sanguin. Cette suppression atteint le fond même de l'utérus, quoique d'une façon
moins complète que pour le reste de l'organe, en raison de
la richesse vasculaire du voisinage : dans certains cas
cette abondance des vaisseaux peut empêcher la régression
des tumeurs et nécéssiter la ligature des artères utéro-ovariennes et du ligament rond, qui a en outre l'avantage de

supprimer des voies veineuses aussi abondantes que celles qui accompagnent l'artère utérine.

Toutes ces considérations établies, il nous sera facile d'étudier les différents procédés mis en usage pour la ligature ou le pincement des utérines et de déterminer la valeur de chacun.

CHAPITRE II

HISTORIQUE

La ligature des utérines dans le traitement des fibromes utérins est une question à l'ordre du jour, qui préoccupe les gynécologues de divers pays depuis une quinzaine d'années. Dans cette courte période, son étude a passé par deux phases : la première pendant laquelle les chirurgiens regardent ces ligatures comme un procédé d'exception, que l'on ne doit employer qu'après l'échec des autres traitements et auquel il ne faut demander que des résultats palliatifs ; dans la seconde, au contraire, on tend à en faire un traitement curatif et, dans certains cas, l'intervention de choix.

Hofmeier, le premier, en 1880, parle de remplacer une castration impossible par des ligatures posées sur les vaisseaux de l'ovaire, afin d'en amener la dégénérescence et modifier ainsi la vitalité de l'utérus.

Geza von Andal, deux ans après, reprend cette idée dans les *Centr. für Gynœcologie* et recommande de lier les vaisseaux propres de l'utérus. Puis Gubaroff, Rydygier publient chacun leur manuel opératoire en 1889. Terrier et Segond, en France, pratiquent tous deux la liga-

ture des utérines dans des cas de fibrômes inopérables,
tant à cause de l'état général de la malade que d'adhérences nombreuses trouvées au cours de l'opération. Ce rôle
secondaire accordé à la ligature des utérines se retrouve
en France jusqu'en 1897, dans la thèse de Rechner : la
conclusion en est en effet que « la ligature des utérines ou
des utéro-ovariennes ne doit être préférée à l'hystérectomie ou à la castration qu'après s'être assuré que ni
l'une ni l'autre ne sont praticables » ; un praticien avait
cependant déjà demandé un résultat curatif à la suppression de la vascularisation utérine (obs. III), et M. Hartmann, à Paris, traitait déjà, depuis quelque temps, de
cette façon les fibromes utérins.

En Amérique, au contraire, dès 1890, Dorsett s'était
fait le champion de la ligature employée d'emblée, ainsi
qu'il ressort de son rapport présenté à la *Saint-Louis
Medical Society* où il est dit : « Je crois que dans le traitement des fibromes utérins sous-muqueux, intra-pariétaux
et sous-péritonéaux la ligature de l'artère utérine n'est
pas un procédé anti-scientifique. Plus j'y pense, au contraire, plus je suis incliné à croire que ce pourrait être le
plus rationnel et le plus sûr des traitements. » Il fait une
seconde communication en août de la même année, mais
n'opère pas.

Deux ans après, en septembre 1892, au Congrès inter-
national de Bruxelles, Gottschalk, de Berlin, lit son travail
Ueber die Histogenese und Œtiologie der Uterusmyom,
où il arrive à la même conclusion que Dorsett ; c'était
pour lui la conséquence de ses idées sur la pathogénie des
fibromes, dont il place le point de départ dans la prolifé-
ration de l'endothélium de capillaires noyés dans un foyer

d'irritation locale. Dans le courant de la même année, il apporte de nouvelles observations et publie son manuel opératoire.

Vers la même époque, en Amérique, F. Martin de Chicago publiait son procédé et les résultats qu'il lui avait donnés. C'est lui qui, avec le précédent, s'est le plus occupé de la question.

En 1894, Goelett arrive trop tard pour réclamer la priorité de cette opération qu'il pratiqua une fois en 1889, n'en ayant pas encore publié l'observation.

Depuis cette époque les travaux se sont multipliés en Amérique avec Bold, Greene, Frédérik qui, lui, ne craint pas de s'adresser à de très gros fibromes, et publie le cas d'une grossesse postérieure à l'opération. En Allemagne, Gottschalk publie chaque année de nouvelles observations dans les *Centr. für Gynæcologie* : d'autres cas dus à Kustuer, à Léopold s'y trouvent aussi relatés.

En France, la littérature médicale est moins riche : les premières observations appartiennent à MM. Schwartz et Rochard qui pratiquèrent la ligature comme pis-aller dans des hystérectomies impossibles : elles sont renfermées dans la thèse de M. Rechner.

La première application des idées de Martin et Gottschalk en France fut faite à Lyon en 1894 par le Dr Goullioud bien qu'avec une variante opératoire dont nous aurons à nous occuper, et publiée dans les *Annales de Gynéco-logie* de 1898. Dans la même année 1898, cinq observations nouvelles furent publiées par MM. Hartmann et Fredet à la suite d'une étude générale sur les ligatures utérines parue dans les *Annales de Gynécologie* de Pinard. En 1899, le Dr Mangin de Marseille fait paraître dans le même journal une étude sur l'action des ligatures, leurs indications et contre-indications. Ce sont, avec la thèse de M. Rechner, les seuls travaux parus en France sur la question jusqu'à ce jour : pratiquement on s'en occupait davantage, témoin les observations si obligeamment mises à notre service par M. Condamin et M. Goullioud.

CHAPITRE III

MANUEL OPÉRATOIRE

En décrivant l'artère utérine, nous avons vu qu'elle était facilement accessible en deux points : à son origine où l'uretère lui sert de repère et dans la base du ligament large. De là, deux voies suivies par les opérateurs, l'abdomen et le vagin.

La première a été suivie par Gubaroff qui propose de lier tous les vaisseaux de l'utérus à l'aide de deux incisions semblables à celle de la ligature de l'iliaque externe; il décolle le revêtement péritonéal de la fosse iliaque jusqu'à reconnaitre les vaisseaux utéro-ovariens, l'uretère, puis l'utérine à son origine; puis, faisant une opération complète, il pose une ligature sur ces deux troncs vasculaires.

Altuchoff suit une marche un peu différente, dictée par des notions anatomiques bien mises en lumière par l'auteur précédent, au Congrès de gynécologie de Bruxelles. Cet auteur décrit, sous le nom de mésentère cellulaire du ligament rond, une lame conjonctive qui double le feuillet antérieur du ligament large de sa base au ligament rond; cette lame permet de décoller aisément le feuillet péritonéal antérieur du postérieur ; de plus, la gaine hypogastrique adhère à cette cloison et se déplace avec elle. Altuchoff, après laparotomie médiane, saisit le ligament rond et l'attire en avant ; parallèlement à lui, et en arrière, il fait une incision de 3 centimètres par laquelle il pénètre dans le ligament large, à une profondeur de 12 à 16 millimètres, et tombe sur l'artère utérine recouvrant l'uretère.

Rydygier, qui opère également par la voie abdominale, lie l'artère le long de l'utérus et, en plus, tous les vaisseaux afférents du myôme.

Ces procédés se rattachent à la période où l'on ne considérait la ligature qu'à travers une laparotomie, que des adhérences trop nombreuses rendaient improductive. Leur avantage est de permettre un asséchement plus complet de l'utérus à condition de lier tous les vaisseaux qui s'y rendent. Mais cette ligature générale n'est pas nécessaire, les observations le démontrent ; d'autre part, l'artère utérine liée à son origine n'assure qu'une hémostase illusoire, comme nous l'avons vu en anatomie. Il faut donc la lier dans la base du ligament, où sa recherche est moins facile que par le vagin, malgré le point de repère indiqué, l'uretère, qu'il est parfois difficile de reconnaître.

Aussi Greene, qui l'avait compris, liait-il les deux pedicules utérins par le vagin et les vaisseaux spermatiques seulement par la voie abdominale. Enfin, dernière raison qui doit faire délaisser la laparotomie au profit de la voie vaginale, c'est qu'elle entraîne avec elle tous les risques des interventions sur le péritoine, quelles que soient souvent les précautions dont s'entoure l'opérateur.

Depuis les travaux de Dorsett, de Gottschalk et de

Martin, la voie vaginale est seule employée, l'artère
utérine seule liée ou pincée, Gottschalk et Martin font
systématiquement précéder la ligature d'un curettage de
la muqueuse utérine avec ablation des fibromes sous-
muqueux qu'ils rencontrent au cours de cette opération.
Dès l'incision, leurs procédés diffèrent : le premier fait
en avant du col une incision circulaire prolongée sur les
côtés jusqu'à la face postérieure; avec les doigts il isole le
pédicule utérin sur lequel il place trois ligatures étagées
les unes au-dessus des autres, saisissant séparément l'utérine et ses branches qu'il lie avec une grosse soie. Après
l'opération, il prescrit pendant lontemps des injections
chaudes et des pilules d'ergotine.

Martin, après avoir passé un gros fil de soie à travers
le col pour pouvoir l'abaisser, le porte ensuite d'un côté : il
saisit dans un ténaculum le pli utéro-vaginal ainsi formé
qu'il coupe perpendiculairement, faisant une incision de
3 centimètres. Il décolle avec les doigts la gaine hypogastrique qu'il sépare de la vessie en avant, du péritoine
en arrière: sur le doigt passé en arrière du pédicule, à
2 cm. 50 du bord de l'utérus, il passe l'aiguille
courbe armée de soie ou de catgut qu'il ramène
en avant, saisissant ainsi toute la base du ligament large
sur une hauteur de 3 à 4 centimètres. Il attache beaucoup d'importance à cette ligature en masse, car il se
propose ainsi de «fermer non simplement le tronc principal de l'artère utérine, mais toutes les branches collatérales; de supprimer la fonction des nerfs aussi bien que
celles des artères destinées à la nutrition, de diminuer les
réflexes nerveux ».

La même technique est suivie par Hartmann et Mangin,

mais leur incision première circonscrit entièrement le col
et devient ainsi un obstacle de plus à la communication
du réseau utérin avec les vaisseaux vésico-vaginaux.

Le dernier procédé dont il nous reste à parler est plus
particulier, il nous retiendra plus longtemps: la descrip-
tion nous en a été donnée par M. le Dr Goullioud qui, dès
1894, l'a appliqué à la thérapeutique des fibromes. Le
premier temps de l'opération est celui de l'hystérectomie
vaginale, incision circulaire de la muqueuse vaginale
avec prolongements dans les culs-de-sacs latéraux. Le
doigt introduit dans la plaie pratique le décollement du
col, qu'il limite en avant et en arrière suivant les difficultés opératoires : il s'efforce surtout de décoller la
vessie en avant, le rectum en arrière, sur les côtés de
l'utérus afin de bien isoler la gaine hypogastrique. Celle-
ci se trouve bientôt dégagée, et l'on peut aisément la
pincer entre deux doigts qui perçoivent les battements
artériels. En hauteur, le décollement peut être porté
aussi loin qu'on le juge désirable: on arrive facilement à
dépasser le niveau de l'isthme utérin. La lame vasculaire
est alors saisie dans les mors d'une pince longuette droite,
glissée sur l'index indicateur qui pénètre lui-même, soit
en avant, soit en arrière de la gaine : la pince est enfoncée
de 5 ou 6 centimètres, de manière à saisir toute la lame
vasculaire et dépasser sûrement le niveau de l'artère utérine ; la lame n'ayant d'ailleurs plus de point d'appui dans
le bas, puisqu'elle est séparée de la muqueuse vaginale,
peut être refoulée vers le haut, ce qui agrandit encore le
champ d'action des pinces. Aux côtés de chacune d'elles
sont glissées de petites mèches iodoformées en avant et
surtout en arrière, de façon à assurer le drainage, si par

hasard l'extrémité des pinces avait perforé le revêtement péritonéal postérieur du ligament large. On réunit
ensuite la muqueuse vaginale à celle du col dans les culs-de-
sac antérieur et postérieur par quelques points de suture
au catgut, dans la but de hâter la cicatrisation. Un pansement vaginal termine l'opération.

Les pinces sont laissées en place vingt-quatre ou quarante-huit heures suivant la tolérance des malades : on a,
en effet, bien moins à redouter que dans l'hystérectomie
d'un retrait prématuré des pinces. On enlève ultérieure-
ment. vers le sixième ou le huitième jour, les mèches de
gaze iodoformée et, en général, on limite à cela le traitement consécutif.

De l'étude de ces différents procédés, nous concluons
que la ligature, à moins d'impossibilité, doit être pratiquée
par le vagin de préférence : les risques à courir sont
moins grands, l'opération plus simple, plus rapide, point
qui a bien son importance, étant donné l'état des femmes
sur lesquelles on a à intervenir.

Quels sont maintenant les avantages des deux procédés
vaginaux, ligature et pincement ? La ligature paraît plus
parfaite si l'on obtient une réunion par première intention :
le pincement a le mérite d'être plus facile, d'exposer peut-
être moins à l'ouverture du péritoine, à la déchirure des
vaisseaux. Pour éviter celle-ci, il faut employer un gros
fil de soie, qui provoque parfois des désagréments par son
expulsion tardive : le pincement ne laisse aucun corps
étranger. Un autre avantage, qui nous paraît lui appartenir
en propre, est de faire une hémostase en nappe pour ainsi
dire, permettant d'atteindre plus sûrement l'artère utérine
que par la ligature. Hartmann signale en effet la difficulté

de serrer assez le fil pour que, en serrant les nombreuses
veines qui entourent le vaisseau principal, il puisse assurer
l'imperméabilité complète de celui-ci : Gœlett, pour éviter
cela, avait proposé de sectionner entre deux ligatures le
pédicule utérin, mais ce procédé a le désavantage de supprimer ainsi un des plus solides moyens de fixité de l'utérus. Il n'y a d'ailleurs pas à insister autrement sur les
avantages ou les désavantages de ces deux procédés, qui
ne constituent que des manières de faire un peu différentes
de la même méthode et qui, au point de vue des résultats,
en donnent d'absolument comparables.

OBSERVATIONS

OBSERVATION I

(Due à l'obligeance de M. le professeur agrégé Condamin.)

Fibrome utérin. Pincement des utérines. Disparition
des hémorragies.

C. B..., vingt-neuf ans, Lyon, a eu un accouchement normal il y a sept ans, une fausse couche de trois mois, il y a un an et demi. Depuis son accouchement, elle a eu constamment des pertes blanches, jaunâtres parfois, qui sont devenues plus abondantes ces temps derniers. Ses règles, apparues à quatorze ans, ont toujours été régulières, d'assez grande abondance.

Depuis trois ans, la malade ressent des douleurs dans le ventre, douleurs peu vives n'ayant jamais nécessité la cessation du travail. Ces douleurs sont devenues brusquement très vives, il y a huit jours : leur point maximum est dans la fosse iliaque gauche, mais elles s'irradient à droite dans tout l'abdomen et dans les reins.

Elle entre à la Charité, le 6 janvier 1898. A l'examen, on constate un utérus gros comme à deux mois et demi, remontant à un travers de doigt au-dessus du pubis, il est très mobile. Sur la face antérieure et bas située, on trouve une tumeur faisant corps avec l'utérus, bombant dans le cul-de-sac antérieur, Elle est lisse, ferme, à contours nets.

Le cathétérisme utérin pratiqué donne 925 millimètres de cavité utérine.

Opération le 14 janvier 1898 par M. Condamin. Premier temps de l'hytérectomie, incision du cul-de-sac antérieur par laquelle le doigt introduit va décoller la vessie. Le cul-de-sac postérieur qu'on voulait respecter doit être ouvert à son tour, on peut alors dénuder en arrière le paquet vasculaire, dans lequel les doigts perçoivent les battements de l'utérine. On place deux pinces sur les pédicules vasculaires, puis on referme les culs-de-sac antérieur et postérieur. Pansement vaginal.

15 janvier. — Les pinces sont enlevées.

La malade sort de l'hôpital un mois après, sans avoir repris ses règles. A ce moment, l'utérus a diminué de volume, les douleurs se sont atténuées.

Cette malade, revue en février 1899, n'a plus eu de pertes, ses règles reviennent régulièrement, moins abondantes qu'auparavant. Les douleurs n'ont pas reparu ou ne prennent naissance qu'à l'occasion d'une grande fatigue.

Cette femme n'ayant pu être retrouvée depuis, nous ne connaissons aucun renseignement sur l'état de la tumeur.

OBSERVATION II

(Service de M. le professeur Laroyenne, communiquée
par M. Condamin.)

M. M..., trente-deux ans, Château (Saône-et-Loire), ne présente à noter dans ses antécédents qu'un accouchement et une fausse couche à des dates indéterminées. Elle a été réglée à douze ans : les règles régulières jusqu'en 1897 et reparaissant tous les vingt-cinq jours, cessent de l'être à pareille époque : elles se reproduisent tous les dix-huit ou vingt jours durant en moyenne huit ou dix jours. Le mois dernier, elle a eu des pertes très abondantes, qui l'ont tenue au lit pendant vingt-six jours.

Elle n'a jamais éprouvé de douleurs.

À son entrée à la Charité, le 6 janvier 1899, on trouve une femme exsangue, sans force.

L'utérus est de la grosseur du poing. Sur sa face antérieure, le palper fait découvrir une tumeur dure, se déplaçant avec l'utérus qui est mobile. Le foie est gros, légèrement entr'ouvert.

L'opération a lieu le 7 janvier. On procède tout d'abord à un curettage utérin, qui ne ramène que peu de débris : on le fait suivre d'une cautérisation au chlorure de zinc. On ouvre ensuite les culs-de-sacs vaginaux comme dans le premier temps de l'hystérectomie vaginale : le pédicule vasculaire est isolé de chaque côté, de la vessie en avant du péritoine en arrière et saisi dans un fil de soie que l'on serre énergiquement. Les culs-de-sac antérieur et postérieur sont refermés par quelques points de suture. Pansement vaginal.

Les suites sont apyrétiques, mais un peu douloureuses.

A sa sortie vers la fin du mois, la malade est améliorée, mais souffre toujours un peu. Les règles n'avaient pas paru.

Les renseignements envoyés par elle sur notre demande, bien que très incomplets, nous apprennent que l'amélioration ne s'est pas maintenue : un mois après sa sortie de la Charité, nouvelle hémorragie : elle se rend chez un médecin qui pratique une opération dont elle donne les résultats qui sont bons, mais elle ne sait quelle intervention elle a subie.

OBSERVATION III

(Dr Goullioud, *Ann. de Gynéc.*, 1898.)

Fibrome utérin. — Pincement des utérines. — Guérison.

Mme P...., de Poligny, me fut envoyée le 26 août 1894. Elle était âgée de quarante-cinq ans, mère de deux enfants. Elle présentait un fibrome de volume moyen qui dépassait le pubis de plusieurs travers de doigt, mais avait surtout son développement dans le bassin. Le cathétérisme était de 11 centimètres. La femme était déjà fortement pâlie par ses pertes.

Le 31 octobre 1874, je l'opérai.

Incision au pourtour du col, comme pour une hystérectomie

vaginale. Je décollai peu la vessie sur la ligne médiane, peu également le rectum ; mais sur les côtés, le décollement fut porté assez loin pour me permettre de pincer les vaisseaux du ligament large sur une hauteur de 5 cm. 50, hauteur mesurée par la longueur des mors de mes pinces longuettes.

Je réunis ensuite la muqueuse de la lèvre antérieure du col à la muqueuse correspondante du cul-de sac vaginal antérieur par quelques points de suture au catgut. Quelques points analogues furent placés sur l'incision transversale postérieure.

Ces sutures laissèrent de chaque côté du décollement l'espace suffisant pour glisser une petite mèche de gaze iodoformée le long des pinces. Je ne crois pas avoir ouvert le péritoine.

Ablation des pinces au bout de quarante-huit heures.

Les suites immédiates furent très simples sans trace de réaction péritonéale.

Deux ans après, la malade vint me voir le 25 juillet 1896.

Elle était alors très bien portante, très contente du résultat de son opération.

Les règles étaient devenues normales, plutôt faibles, de deux jours de durée. Les anciennes pertes avaient disparu. Aucun malaise pelvien.

L'utérus, un peu incliné en arrière, ne présentait plus que 6 cm. 50 de cathétérisme.

En un mot, le résultat obtenu avait été parfait.

En 1899, rien n'est encore venu le troubler, de l'aveu de la malade

OBSERVATION IV

(Due à l'obligeance de M. le Dr Goullioud.)

Utérus fibromateux. — Pincement des utérines. — Arrêt des hémorragies. — Phlébite.

Mme M..., âgée de cinquante ans, a eu quatre grossesses normales.

Elle fait remonter le début de son affection à l'année 1888, où elle lui fut diagnostiquée en même temps qu'une grossesse par Pinard. En 1897, à la suite de quelques pertes, elle consulte un médecin qui lui conseille de prendre patience jusqu'à la ménopause à la fin de l'année, les pertes deviennent plus abondantes.

Six mois s'écoulent sans amélioration : dans la nuit du 5 au 6 juillet, à l'occasion de ses règles, la malade a une métrorragie très abondante, avec rejet de caillots nombreux ; elle est en proie à des nausées, à des syncopes. Etat général très grave.

Le D⟨r⟩ Goullioud, appelé, se trouve en face d'une femme exsangue sans force. Le col de l'utérus entr'ouvert laisse percevoir une surface arrondie, comme un polype intra-cervical ; le corps utérin est gros comme une tête fœtale, très élargi dans sa partie inférieure.

Le surlendemain, fièvre, quelques vomissements, résultats d'un embarras gastrique probable. Pendant huit jours, la malade ne perd pas, mais son anémie est extrême, ses forces absentes, elle est toujours en proie à des syncopes.

15 juillet. — Le col, qui s'était refermé, paraît vouloir se rouvrir ; la malade a quelques coliques et une perte composée presque uniquement d'eau. Une intervention est décidée.

Elle est pratiquée par le D⟨r⟩ Goullioud, aidé de MM. Monvenoux, Laguaite, Verrière et Francoz, le 16 juillet 1898. Après nettoyage du vagin, la malade est anesthésiée, on touche la cavité cervicale et un peu de muqueuse utérine au chlorure de zinc : le col est saisi dans une pince à mors.

Puis, incision circonscrivant le col et se prolongeant sur les côtés : le doigt introduit dans la plaie décolle la vessie en avant, puis sépare le paquet vasculaire du péritoine en arrière, sans léser celui-ci. Une pince longuette est placée jusqu'à l'articulation, sur le pédicule vasculaire, abaissé par traction du col. Réunion de la muqueuse vaginale à celle du col dans les culs-de-sac antérieur et postérieur, laissant de chaque côté la place nécessaire au passage de deux petites mèches iodoformées, glissées de chaque côté des pinces. Hémorragie à peu près nulle.

Le fibrome, remonté vers le fond de l'utérus, n'est plus accessible au doigt : le cathétérisme peut être pratiqué et donne 13 centimètres. En dilatant le col, on arrive sur une tumeur du volume d'une petite orange, non pédiculée, dont l'énucléation est pratiquée sur-le-champ.

D'autres petits noyaux siègent dans le parenchyme.

Nettoyage de la cavité utérine. Pansement vaginal,

Les pinces sont enlevées au bout de trente-deux heures ; pendant ce temps, la malade a beaucoup souffert : trois piqûres de morphine ont été nécessaires.

La température demeure à 38 degrés pendant cinq jours, pour monter ensuite à 39 degrés ; quelques jours après, poussée de phlébite dans la jambe droite, puis dans la jambe gauche, où elle se localise.

Les règles n'ont pas reparu de deux mois. La malade, revue à la fin de l'hiver de 1899, se porte bien, plus de pertes. Les règles sont régulières, moins abondantes qu'à l'état normal. Actuellement le résultat se maintient, à part quelques malaises, suites de sa phlébite.

Observation V

(Communiquée par M. le Dr Goullioud.)

Fibrome utérin. — Pincement des utérines. — Guérison.

L. B..., couturière, quarante-cinq ans. Lyon. A noter dans ses antécédents une sœur âgée de quarante-six ans, opérée il y a dix ans, d'une tumeur polypeuse de l'utérus.

Réglée à quatorze ans, elle a toujours eu des règles un peu douloureuses, des pertes blanches constantes. Depuis quatre ou cinq mois, les règles ont augmenté d'abondance et de durée, les douleurs sont devennes continuelles, assez vives pour nécessiter des piqûres de morphine. Il y a un mois et demi, sont apparues de véritables hémorragies, pour lesquelles elle entre à la Charité, où on lui fait un curettage ; elle en sort sans être améliorée.

Entre à l'hôpital Saint-Joseph le 18 avril 1898.

Col utérin déjeté à droite. Dans le cul-de-sac latéral gauche, tumeur remontant à deux ou trois travers de doigt au-dessus du pubis, se continuant nettement avec le bord gauche de l'utérus. Cathétérisme utérin = 8 centimètres.

Rien aux annexes.

Opération le 23 avril 1898. — Décollement de l'utérus comme pour le premier temps de l'hystérectomie vaginale. Ce décollement est porté assez loin sur les côtés et assez haut pour permettre de pincer la gaine sur une hauteur de 5 centimètres. On place une mèche iodoformée de chaque côté des pinces, puis on referme les culs-de-sac antérieur et postérieur par quelques points au catgut. Pansement vaginal.

25 avril. — Ablation des pinces; élévation de température qui monte à 39 degrés, sans s'accompagner de phénomènes graves, et redevient normale trois jours après quand on enlève les mèches.

20 mai. — La cavité interne ne mesure plus que 6 1/4, l'utérus est alors légèrement incliné en arrière, peu mobile.

27 mai. — Première constatation d'une diminution certaine de la tumeur. La malade sort le 29 sans avoir eu ses règles.

En juin, première menstruation très peu abondante ; dans le cul-de-sac gauche, on perçoit un petit nodule, reste de la tumeur.

En février 1899, on sent encore un peu de résistance à gauche dans le paramétrium, mais pas de tumeur.

En juillet, rien n'est venu troubler cet excellent résultat.

L'utérus mesure moins de 6 centimètres et porte à gauche une induration légère, trace de l'ancien fibrome.

Santé générale excellente ; les symptômes nerveux très accusés avant l'opération ont disparu.

OBSERVATION VI

(Communiquée par M. le Dr Goullioud.)

Fibromes multiples. — Pincement des utérines. — Guérison.

Joséphine E..., quarante ans, Lyon, a été réglée à treize ans, régulièrement depuis. Mariée à vingt ans, elle a un enfant.

A la suite d'un violent effort en 1896, elle eut une perte abondante; depuis, irrégularité de la menstruation ; depuis quelques mois, ses règles reviennent tous les quinze jours avec une durée moyenne de dix.

Entre à l'hôpital Saint-Joseph le 10 juin 1898. Utérus remontant à trois travers de doigt de l'ombilic. Dans sa paroi antérieure, tumeur dure descendant jusqu'au-dessous de l'isthme utérin. Cavité utérine = 11 1/2.

Menstruation le 14 juillet. Durée quinze jours.

Opération le 30 juillet. Dilatation du col avec les bougies d'Hégar. Un curettage fait sentir plusieurs corps fibreux. Cautérisation au chlorure de zinc.

Le col est libéré au niveau de son insertion vaginale par une incision circulaire avec prolongements sur les côtés ; les pédicules utérins sont décortiqués avec le doigt et saisis dans les mors de pinces longuettes enfoncées de 5 à 6 centimètres et aux côtés desquelles on glisse deux petites mèches iodoformées. Fermeture au catgut des culs-de-sac antérieur et postérieur. Pansement vaginal.

Le lendemain, souffrances très vives, piqûre de morphine.

1ᵉʳ août. — Les pinces sont enlevées. Les douleurs persistent. Nouvelle piqûre. Légère ascension de la température sans durée. Les mèches sont enlevées le 4 août; pas de suites particulières.

Quelques jours après, légère cystite qui cède rapidement aux lavages.

22 août. — La malade sort; les règles n'ont pas reparu, l'utérus fort réduit de volume ne mesure plus que 7 centimètres à hystérométrie.

Juillet 1899. — Santé générale excellente: les règles reviennent régulièrement toutes les trois semaines, durant trois jours. L'utérus mesure 7 cm. 25; on ne sent pas de tumeur; le corps utérin seul est un peu gros.

Observation VII (résumée).

(Franklin Martin, *Annales de gynécologie et d'obstétrique*).

Femme non mariée âgée de trente-six ans présentant un fibrome interstitiel dépassant l'ombilic. Hémorragies profuses.

État grave. Opérée en novembre 1872 : l'hémorragie diminue de moitié pendant les mois qui ont suivi l'opération. Deux ans après, disparition des phénomènes de compression. En mars 1896, quatre ans et trois mois après l'opération, l'amélioration s'est maintenue, pas de douleurs, pas de pertes.

Observation VIII *(idem).*

Femme mariée, quarante ans, ayant subi un traitement électrique pour des hémorragies liées à un fibromyome de l'utérus. Le courant galvanique réduisit le volume du néoplasme, mais ne put diminuer notablement l'hémorragie profuse. Fibrome interstitiel. Utérus gros comme à trois mois de grossesse. Entrée en décembre 1892 au Woman's Hospital, elle perdait du sang d'une manière presque continue depuis plusieurs mois.

Col gros, bleu, vasculaire. Vagin large, par suite opération facile. Première ligature sur le ligament large gauche prenant bien 2 pouces de ce ligament et située à 1 pouce de l'utérus ; à ce moment le col pâlit. Ligature aussi étendue que possible du ligament droit. Aussitôt cette seconde ligature serrée, le col devient pâle, décoloré, presque aussi blanc qu'un morceau de cartilage.

L'utérus est rapidement revenu à son volume normal, les hémorragies ont cessé. Cette amélioration n'a pas encore été troublée en 1890.

Observation IX (résumée) *(idem)*.

*Fibromes multiples, l'un intra-ligamentaire.
Ligature. — Guérison.*

Trente-cinq ans, pas d'enfants, fibromes multiples, utérus gros comme à quatre mois de grossesse : hémorragies profuses, douleurs intenses, anémie profonde. Le traitement par le curettage, puis l'électricité étaient restés insuffisants. Opérée en novembre 1893. Le fibrome siégeant surtout dans le ligament large gauche, deux ligatures superposées sont faites dans cette région en outre de celle de l'artère principale.

Les règles n'apparaissent que deux mois après, peu abondantes, peu douloureuses : elles restent régulières.

Deux ans et demi après, rien de nouveau.

Observation X

(Gottschalk, *Annales de gynécologie*, 1898.)

J..., quarante deux ans, ouvrière. Entrée à l'hôpital le 23 juillet 1891.

Un accouchement à terme quatorze années avant, normal. Depuis deux ans et demi, ménorragies de plus en plus abondantes. Utérus très augmenté de volume par l'existence d'un premier myôme intra-pariétal (paroi postérieure) de la grosseur d'une orange et d'un autre myôme intrapariétal aussi (paroi antér.) gros comme une petite pomme. Longueur de la cavité utérine 11 centimètres. Traitement par des injections chaudes et des pilules d'ergotine sans résultat appréciable.

30 décembre 1891. — Ligature des artères utérines après exploration de la cavité utérine et abrasion de la muqueuse. Convalescence régulière.

20 février 1892. — Première menstruation après la ligature, non abondante, durée quatre jours.

16 janvier 1894. — Depuis, menstruation régulière toutes les quatre semaines non abondante. Etat général bon : myômes de l'utérus notablement atrophiés. Longueur de la cavité utérine 8 centimètres.

Mars 1895. — Ménopause.

Janvier 1898. — Utérus petit 6 3/4. Myômes réduits à des noyaux sous-séreux du volume d'une cerise.

OBSERVATION XI (résumée) *(idem)*.

Femme de quarante-quatre ans, reçue le 29 avril 1892. Depuis février, des hémorragies se produisent tous les quatorze jours, depuis mars, elles sont continues. A l'examen, on constate un utérus augmenté de volume rétrofléchi, fixe, portant dans sa paroi postérieure plusieurs myômes sous-séreux de la grosseur d'une noisette constatables dans le cul-de-sac postérieur.

Les irrigations chaudes et les injections d'ergotine restent sans résultat.

La femme perdant toujours, on abrase la muqueuse le 9 juillet et l'on essaie de redresser l'utérus : un fibrome de la grosseur d'une pomme situé à l'union du corps et du col s'y oppose.

En août, ligature des utérines.

En septembre, on enlève les fils des ligatures qui avaient cheminé jusque dans le vagin.

Les myômes et l'utérus ont diminué de volume.

En 1895 survient la ménopause : on ne sent plus de noyaux myomateux.

OBSERVATION XII (résumée) *(idem).*

Fibrome du fond de l'utérus. — Ligature.
Ménopause. — Guérison.

Quarante-neuf ans, a eu quatre accouchements. Elle a subi
un curettage et des cautérisations restés sans résultats. L'utérus
augmenté de volume rétrofléchi porte deux myômes intramuraux,
l'un gros comme une pomme au niveau du fond de l'utérus vers la
corne gauche, un autre plus gros qu'une noix dans la paroi postérieure. Ligature en janvier 1893. — Dès le 15 février, diminution
des fibromes. Le 13 mars, première menstruation qui se continue
régulière jusqu'en février 1894 où survient la ménopause. Les
myômes ont disparu dès le mois de mai 1893.

OBSERVATION XII (résumée) *(idem).*

Polype. — Fibromes multiples. — Fibrome intra-ligamentaire.
Ligature. Ménopause. — Guérison.

Quarante-cinq ans, ne présente des règles irrégulières que
depuis un an. Examinée en mars 1893, cette femme est trouvée
porteur d'un polype longuement pédiculé un peu plus gros qu'une
noix et de nombreux myômes dont un issu du bord droit de l'utérus
est devenu intra-ligamentaire. L'utérus mesure 12 centimètres.

Le polype enlevé et l'hémorragie ne cessant pas, on lie les
utérines.

Un mois après l'opération, le myôme du ligament droit est réduit
au volume d'une noix. L'utérus a diminué également. Les règles
apparaissent le 2 mai pour ne pas se renouveler avant le 20 août
et devenir ensuite régulières. Cathétérisme, 7 centimètres.

Février 1894. — Ménopause : la tumeur droite diminue toujours.

Janvier 1898. — Elle n'a plus que le volume d'un pois.

Observation XIV (résumée) (*idem*).

*Ménorragies. — Castration. — Fibromes.
Ligature. — Guérison.*

Trente-deux ans, reçue le 29 novembre 1893. Premières règles à dix-sept ans, menstruation régulière toutes les quatre semaines, durée huit jours ; quatre accouchements à terme, le dernier il y a un an ; suites de couches normales, trois avortements.

Mai 1892. — A subi la castration qui a été faite par un gynécologue éminent d'ici pour des ménorragies. Consécutivement à la castration, elle a été deux fois menstruée faiblement, puis est restée de quatre à cinq mois sans voir ses règles, puis peu à peu les ménorragies sont revenues. Actuellement les hémorragies durent depuis quatre semaines et l'éminent chirurgien songe à extirper l'utérus pour les combattre.

État. — Femme très anémique, de taille élevée, elle perd du sang à flots. Vagin modérément large. Orifice externe du col un peu entr'ouvert.

Dans la paroi antérieure de l'utérus, un peu à gauche de la ligne médiane au-dessus de l'orifice interne, existe un noyau myomateux sous-séreux de la grosseur d'une noix, également un myôme sous-séreux de la grosseur d'une orange, issu du côté droit de l'utérus immédiatement au-dessous du fond de l'organe. *In toto* l'utérus a le volume d'une tête d'enfant.

24 novembre. — Abrasion de la muqueuse. Muqueuse très atrophiée (atrophie de la castration), puis ligature des utérines.

1er décembre. — Après une convalescence régulière sans hémorragies, sortie de la malade. L'hémorragie s'est aussitôt arrêtée après la ligature.

7 décembre. — Le myôme qui avait le volume d'une orange est très diminué, pas d'hémorragie.

19 décembre. — L'utérus diminué dans l'ensemble, pas de douleurs, pas d'hémorragie.

29 janvier 1894. — Cavité utérine, 5 cm. 50, la présence d'un myôme ne se traduit plus que par quelques inégalités.

2 juin. — L'aménorrée persiste depuis la ligature. Utérus de volume normal; on ne trouve plus que de minces vestiges des deux myômes; céphalées.

25 juillet. — Aménorrhée.

OBSERVATION XV (résumée) *(idem.)*.

Fibrome utérin. — Ligature. — Guérison.

La malade âgée de trente et un ans est examinée le 9 août 1897. Ses règles abondantes depuis plusieurs années, sont irrégulières depuis trois mois et demi et depuis trois semaines n'ont pas cessé de couler. Epuisement.

A l'examen, utérus de la grosseur du poing portant dans son bord droit une tumeur de la grosseur d'une orange. Hystérométrie = 9 centimètres.

11 août. — Abrasion de la muqueuse et ligature.

12 septembre. — Premières règles peu abondantes, indolores.

Février 1898. — Utérus de 8 centimètres; plus de traces constatables du myôme. La femme a notablement engraissé.

OBSERVATION XVI (résumée) *(idem.)*.

Fibromes multiples dont un implanté sur le fond
de l'utérus. — Ligature.

Quarante-cinq ans, examinée le 10 août 1897.

Menstruation irrégulière depuis juin, hémorragie persistante depuis quatre semaines. Douleurs lombaires.

A l'examen, utérus de la grosseur d'une tête d'enfant, portant à droite, au fond, dans la paroi postérieure un fibrome de la grosseur d'une pomme. Un second myôme gros comme une orange, dans la paroi antérieure. Cathétérisme, 10 cm. 50.

Abrasion de la muqueuse et ligatures.

En octobre, première menstruation. Cavité utérine, 8 cm. 50.

Les myômes sont devenus notablement plus petits et très mous ; on trouve une ligature dans le cul-de-sac droit.

OBSERVATION XVII (résumée).

(D' Mangin, *Annales de Gynécologie* de 1899).
Gros fibrome. — Ligature. — Amélioration.

Mme C..., trente-trois ans, n'a pas eu de grossesse, a toujours été mal réglée. Depuis quelques mois, elle a des métrorragies abondantes. A l'examen, utérus fibromateux de la grosseur d'une tête d'adulte, surtout développé à droite.

Trois mois après la ligature, l'utérus a sensiblement diminué de volume, les règles sont peu abondantes.

Un an après la guérison n'a subi aucune atteinte.

OBSERVATION XVIII (résumée) *(idem)*.

Mme F..., quarante et un ans, a été curettée en 1890 pour un fibrome de la grosseur du poing, et de petits polypes. Les petits noyaux se sont amoindris, mais la grosse tumeur a suivi une marche inverse. En 1895, il atteint les dimensions d'une tête d'adulte. En juillet 1898, les pertes devenant plus abondantes que jamais et la malade étant menacée d'asystolie, par suite de troubles cardiaques anciens, ligature sans anesthésie générale.

En novembre, santé générale bonne, pas de pertes, les règles n'ont pas reparu.

Observation XIX (résumée).

(Gottschalk.)

Fibrome utérin. Ligature. — Arrêt des hémorragies.

Malade de vingt-six ans, présentant des douleurs dans le côté droit du bassin. Endométrite, salpingite et ovarite droite.

L'utérus examiné une première fois avait laissé percevoir deux petits fibromes, l'un implanté sur le fond, l'autre sur le milieu de la paroi postérieure.

Dix mois après ils ont atteint la grosseur d'une pomme; de plus, ils se sont multipliés. L'ergotine donnée pendant plusieurs jours reste sans influence sur les hémorragies.

Ligature des utérines. Les règles surviennent dix-huit jours après et durent peu. La malade revue en novembre n'a pas repris de pertes ; les tumeurs ont gardé le volume qu'elles avaient à l'opération; elles se sont seulement extériorisées.

Observation XX (résumée) *(idem).*

Fibrome inclus dans le ligament large.
Résultat temporaire.

Trente et un ans, hémorragie. Utérus de 10 cm. 50 très augmenté de volume dans son diamètre transverse principalement ; myôme du volume d'une orange, situé contre le bord droit dans le ligament large. En 1805, ligature des utérines

Moins d'un an après, le myôme a diminué de volume. La cavité utérine ne mesure plus que 8 cm. 50.

En 1808, trois ans après par conséquent, la tumeur recommence à s'accroître,

Observation XXI (résumée).

(*In* thèse Rechner.)

Gros fibrome avec adhérences nombreuses. — Pincemênt
des artères. — Atrophie de la tumeur.

Mme T..., âgée de quarante-sept ans, a des pertes continuelles
dues à un énorme fibrome enclavé dans le petit bassin et qui
remonte au-dessus de l'ombilic.

Opération, mai 1895, par le Dr Schwartz. Après, laparotomie,
on trouve des adhérences nombreuses reliant la tumeur à l'intestin,
à l'épiploon, aux annexes qu'il est impossible d'en détacher. On
referme l'abdomen et pratique le pincement des utérines par le
vagin. Un peu de température pendant quelques jours, puis suites
normales.

La malade sort au bout de cinq semaines sans avoir eu aucun
écoulement.

Novembre. — Plus de pertes, la tumeur a beaucoup diminué,
l'état général est excellent.

Avril 1897. — Plus de pertes, atrophie de la tumeur.

En un mot, bon résultat malgré les adhérences.

Observation XXII

(Due à l'obligeance de M. Condamin.)

Masse fibreuse pelvienne. — Affection ovarienne.
Ligature. — Hystérectomie.

B. P..., vingt-sept ans, Lyon, entre à la Charité le
2 avril 1898. Réglée pour la première fois à 15 ans, ne l'a pas été
régulièrement depuis, elle a fait une fausse couche de deux mois
et demi il y a trois ans. A la suite, des métrorragies abondantes

ont nécessité un curettage, pratiqué dans le service de M. Rollet, à la Croix-Rousse il y a quatre mois. Depuis, elle accuse des douleurs persistantes surtout à gauche avec irradiations dans l'abdomen et dans les reins. Les règles ne sont pas venues depuis trois mois. La miction est douloureuse.

A l'examen, on trouve à gauche une collection qui occupe tout le cul-de-sac latéral et s'étendant en avant. Douloureuse à la pression, on peut facilement la déplacer vers le bas. A droite annexite légère.

4 avril. — Le débridement du cul-de-sac postérieur permet d'évacuer un liquide séreux, de reconnaître une masse fibreuse qui semble tenir au sacrum. On la décolle difficilement ; ponctionnée elle ne donne aucun écoulement.

La malade sort soulagée à la fin du mois.

Quelques jours après sa sortie, métrorragie, avec douleurs.

Elle rentre de nouveau à la Charité en juillet 1898.

Depuis trois semaines elle souffre beaucoup dans la fosse iliaque gauche. Ses règles n'ont pas apparu depuis deux mois.

L'utérus est en rétroversion ; on sent des masses dures en arrière et à droite ; à gauche, une tumeur du volume d'une orange paraissant indépendante de l'utérus.

27 juillet. — On pratique le pincement des ligaments larges.

La malade sort un mois après, elle souffre moins, ne perd qu'en quantité insignifiante.

Septembre. — Survient une perte abondante avec caillots, qui la ramène une troisième fois à la Charité.

Castration, puis hystérectomie.

OBSERVATION XXIII

(Communiquée par M. le Dr Goullioud.)

Hernie crurale. — Utérus fibromateux. — Cure radicale par le procédé Delageniere. — Pincement des utérines. — Névropathie.

B. B..., trente-huit ans. Lyon. Réglée à onze ans et demi,

elle a toujours eu des règles régulières. Un enfant il y a treize ans, pas de fausse couche.

Après son accouchement on lui a mis un pessaire. Puis elle a été soignée deux ans après à la Charité dans le service de M. le professeur Fochier pour une métrite catarrale ayant nécessité un curettage. Pendant un an elle se porte à peu près bien, puis ses règles se mettent à revenir tantôt tous les huit jours, tantôt à chaque quinzaine. Dans l'hiver de 1897, elle est prise de douleurs violentes dans les reins. Ces temps derniers elle les a ressenties plus vives dans le bas ventre, surtout dans les parties latérales. Elles s'accompagnaient de pertes abondantes.

Entrée à l'hôpital Saint-Joseph le 13 février 1879, on l'opère le 21 de sa hernie, par le procédé Delagenière.

22 février. — Perte abondante accompagnée de caillots.

A l'examen des organes génitaux, on trouve un utérus gros, portant sur sa face antérieure, un peu à gauche, une masse dure peu volumineuse, de même à droite. Cathétérisme = 8 centimètres.

Pincement des artères utérines, le 3 mars 1899. Incision du premier temps de l'hystérectomie vaginale, se prolongeant dans les culs-de-sac latéraux. Décollement latéral à droite de la vessie en avant du péritoine de Douglas en arrière, puis pincement du pédicule sur une hauteur de 4 à 5 centimètres. De même, à gauche, où le fibrome oppose quelques difficultés au placement de la pince. Les culs-de-sac antérieur et postérieur sont refermés par quelques points de suture; puis, deux petites mèches iodoformées glissées le long de chaque pince. Celles-ci sont laissées en place vingt-quatre heures : la température monte légèrement pour redescendre ensuite rapidement.

Pas de douleurs, pas de pertes.

La cavité utérine mesurée vingt jours après ne mesurait déjà plus que 7 centimètres.

Les règles n'ont reparu que le 15 avril, assez abondamment.

Mai. — Les culs-de-sac non douloureux renferment quelques brides d'origine cicatricielle.

Juin. — Les règles s'accompagnent de douleurs, sont très abon-

dantes et durent quatre jours, Nouvelle apparrition quatre jours
après : cette perte très abondante ne dure qu'un jour.

Juillet. — La malade se plaint de violentes douleurs dans les
regions ovariennes. L'utérus mesure 7 cm. 25, il est en rétroversion exagérée, les culs-de-sac latéraux sont douloureux. Dépres-
sion générale, en rapport avec un état névropathique très accentué.

En un mot, résultat temporaire seulement.

OBSERVATION XXIV

(Dr Mangin, *Annales de gynéologie*, 1899).

Polype fibreux. — Ligature. — Retour des hémorragies.

Mme I..., trente-deux ans. Pas de grossesse. Réglée à quatorze
ans; vue en 1890 pour la première fois; hystérie. Quelques mois
après l'établissement des règles, a une frayeur qui les arrête, elles
reparaissent avec une abondance extrême, à la suite d'emploi d'cm-
ménagogues; depuis elles ont toujours été très fortes.

Au moment du premier examen, elle avait des hémorragies
abondantes et presque continuelles. Utérus volumineux, mobile,
rien du côté des ovaires. Dans l'utérus, on constate la présence
d'un petit polype : curettage et enlèvement du polype, gros comme
une noix. Suites bonnes.

Janvier 1891. — Réapparition des pertes de sang. Ovaires pro-
labés dans le cul-de-sac postérieur, douloureux.

Janvier 1892. — Devant la persistance des hémorragies, curettage, ligature des utérines; douleurs vives à la suite de l'intervention. Congestion du côté des ovaires qui restent douloureux
assez longtemps.

Les hémorragies cessent presque complètement pendant quatre
ans. En 1893, cependant, il y eut encore quelques pertes de maigre
abondance; l'utérus a diminué de volume.

En 1898, retour des hémorragies sans lésion de la muqueuse
utérine. A l'examen, hématocèle, due à une affection des ovaires :
le repos et le traitement médical arrêtent les pertes.

Observation XXV, résumée *(id)*.

*Métrorragies. — Ligature. — Affection des ovaires.
Retour des hémorragies.*

Mme C..., vingt-sept ans, se plaint depuis longtemps de métrorragies : elle a une affection de cœur.

Utérus très volumineux, pansement infra-utérin. Reprises de
pertes en 1892, on lui fait un curettage et des cautérisations utérines. Des douleurs se font sentir dans les régions ovariennes.
Après un retard de cinquante jours, les règles apparaissent en
une ménorragie abondante, entraînant beaucoup de caillots.

19 juillet 1892. — Ligature des artères utérines; suites immédiates simples.

En octobre, après un arrêt de trois mois, les règles reparaissent
aussi abondantes que par le passé : la fosse iliaque droite est le
siège de douleurs continues. L'ovaire et la trompe sont volumi-
mineux. Pas de température. Hématosalpinx. Laparotomie qui
permet d'enlever l'ovaire droit, contenant de petits kystes sanguins, et la trompe correspondante renfermant deux cuillers à café
de sang.

CHAPITRE IV

RÉSULTATS

De la lecture de ces observations découle un premier fait, l'absence totale de mortalité. L'opération a bien été suivie parfois de complications, comme dans l'observation IV, où une phlébite grave s'est déclarée, mais dans aucun cas nous n'avons eu à enregistrer qu'elles aient été fatales pour les jours des opérées.

Un second résultat, très remarquable par sa constance, est l'arrêt brusque des hémorragies : dans aucun cas il n'a manqué et ceci est capital si l'on songe que l'indication immédiate de l'intervention a souvent été fournie par des métrorragies incoercibles et que les femmes qui la réclamaient étaient exsangues et à bout de forces. Les règles ne reparaissent en général qu'au bout de deux mois, c'est, du moins, le cas le plus fréquent : à partir de cette date, elles restent régulières, d'abondance médiocre, inférieure le plus souvent à la normale. Ce résultat n'est point seulement temporaire : les observations V, VI, VII, VIII, X, XI, XIV, dont les malades ont été suivies pendant des périodes qui varient d'un à sept ans, en font foi. Dans un cas même, tout écoulement est définitivement supprimé dès l'opération (obs. XVIII). C'est celui d'une malade qui avait déjà subi la castration sans en retirer grand bénéfice au point de vue de ses hémorragies et de sa tumeur; la ligature a un effet immédiat qui reste curatif. Dans d'autres, la ménopause arrive peu de temps après et vient ajouter à ceux de la ligature ses effets propres dans la régression des tumeurs fibreuses (obs. XI, XII, XIII, XVII).

Cette disparition des hémorragies est due sans contredit à l'anémie subite qui atteint l'utérus; mais pour qu'elle soit ainsi durable, malgré la suppléance partielle des autres vaisseaux, il faut une autre raison. Nous la trouvons dans l'extériorisation que subit la tumeur du fait de la ligature : privé d'aliments du côté de l'utérus, le fibrome tend à se déplacer pour devenir sous-séreux, ainsi que l'ont constaté Martin et Gottschalk. La muqueuse utérine moins directement intéressée par lui désormais va se décongestionner, se défaire de cet endométrite chronique qui s'accompagne d'un développement excessif en même temps que de la friabilité des vaisseaux sanguins.

Le traitement, au point de vue symptomatologique, est donc excellent : disons de suite que ses résultats sont moins constants dans leur durée que dans leur apparition.

Dans quatre cas, en effet, les pertes ont reparu plus abondantes que jamais à l'occasion des règles d'abord, entre deux époques menstruelles ensuite, s'accompagnant parfois de douleurs telles que les malades réclament une seconde intervention. Dans le premier (obs. II), les pertes ont reparu au bout d'un mois et demi; la malade est traitée alors pour une métrite par un médecin à qui nous n'avons pu demander des renseignements; nous ne savons donc à quoi rapporter cet insuccès, n'ayant pu examiner celle qui en est l'objet. Les observations XXII, XXIII, XXIV intéressent des femmes qui présentaient toutes trois une affection des trompes et des ovaires que nous pouvons sans hésiter accuser du retour des hémorragies.

Les organes irrigués par les vaisseaux utéro-ovariens reçoivent le contre-coup de la surcharge imposée à ces derniers par la ligature des utérines et les symptômes qu'ils présentent s'en trouvent aggravés. Le résultat ne peut, dès lors, être définitif; et la ligature n'est plus qu'un traitement palliatif dicté par l'urgence, et qui permettra à ces malades de reprendre assez de forces pour supporter une opération plus radicale.

Du côté de la tumeur, l'influence de la ligature ou du pincement n'est pas moins manifeste. D'une façon constante, on peut constater dès les premières semaines un arrêt de développement : mais le trouble apporté à la nutrition du néoplasme borne-t-il là ses effets, ou bien n'allons-nous pas voir ces tumeurs non seulement s'arrêter de grossir, mais encore se mettre à diminuer progressivement, pour en arriver à une disparition complète ? Si oui, l'opération de F. Martin Gottschalk n'est plus seulement un traitement symptomatique, mais une opération dont on peut attendre bien davantage.

Les tumeurs sont arrêtées dans leur accroissement, momentanément du moins ; toutes les observations sont unanimes sur ce point-là.

Dans un cas (obs. XIX), l'influence s'en est tenue là; il s'agissait d'une femme de vingt-six ans, en pleine vie sexuelle par conséquent, opérée, non pour des hémorragies, mais en raison de l'accroissement rapide de sa tumeur. Celle-ci possède, deux ans après l'opération, le volume qu'elle avait auparavant.

Chez la femme qui fait l'objet de l'observation XX, le succès ne fut également que relatif. Le fibrome, développé dans le ligament large, sembla diminuer pendant un an, mais pour entrer de nouveau en voie d'accroissement. Dans l'observation XIII, au contraire, un myôme semblablement situé s'est atrophié.

A part ces deux cas, toutes les observations donnent comme résultat de l'intervention une régression progressive des tumeurs qui ne sont plus représentées que par des noyaux. Nous pouvons citer, comme particulièrement probantes, les observations V, VI, X, XI, XII, XIV, XV : nous y voyons en effet les tumeurs commencer à diminuer dès les premières semaines qui suivent l'opération. Plusieurs années après, ce résultat se maintient ou même a fait place à une disparition complète (obs. V, VI, XI, XII). Les observations V, VI, XII, XV nous les montrent introuvables dès la première année.

Les observations XII, XVI, XIX nous montrent que les fibromes du fond de l'utérus, jugés non justiciables de la méthode par Gottschalk, ressentent bien l'influence atrophiante de la ligature : l'observation XII surtout est bien concluante à cet égard.

La grosseur des fibromes semble par les adhérences vasculaires nombreuses qui se créent, rendre les effets de la ligature illusoires ; mais c'est là surtout une considération théorique : nous n'en voulons pour preuve que ce que nous apprennent les observations VII, XXI, XVII, XVIII dont les tumeurs diminuent rapidement sous l'influence de la suppression de l'apport sanguin. Frédérick de Buffalo n'a pas hésité à s'attaquer à de très gros fibromes. « Toujours il a noté une diminution de la tumeur qui semble beaucoup plus rapide que lorsqu'il s'agit de myômes de petit volume. Dans trois cas, la tumeur a disparu. »

La régression commence dès les premières semaines qui suivent l'intervention et marche plus ou moins vite suivant l'âge des opérées. Il est, en effet, digne de remarque que, chez les femmes dont l'activité sexuelle est en décroissance, les tumeurs ont une tendance bien plus marquée à la régression et à la disparition finale, comme nous le prouvent les observations V, X, XI, XII. L'âge critique, avancé par l'opération, vient assurer ce résultat en ajoutant ses effets propres à ceux de la ligature.

L'influence atrophiante est sensible dès les premiers jours par la diminution de volume de l'utérus ; c'est là un fait constamment observé.

Cette réduction de l'utérus peut d'ailleurs être évaluée d'une façon plus sûre, plus mathématique pour ainsi dire que par le palper, en employant l'hystérométrie. Le cathétérisme, pratiqué avant et après l'opération dans quelques-unes de nos observations, va nous donner des résultats précis :

	Avant l'opération	1 mois après	Un an plus tard
Obs. V	8 cent.	6 1/4	6 cent.
Obs. VI	11 1/2	7 cent.	7 1/4
Obs. XXIII	8 cent.	7 —	7 cent.
Obs. X	11 —	8 —	6 3/4
Obs. XIII	12 —	7 —	7 cent.
Obs. XIV	10? —	5 1/2	»
Obs. XV	9 —	8 cent.	8 —
Obs. XVI	10 1/2	8 1/2	8 1/2
Obs. XX	10 1/2	8 1/2	»

En jetant les yeux sur ce tableau, nous voyons que la cavité utérine diminue rapidement, que cette diminution, au bout du premier mois, est en moyenne de 2 centimètres, qu'elle ne fait que s'accroître avec le temps.

Il n'est donc pas interdit de demander à la ligature des utérines autre chose que le résultat symptomatique signalé au début de cet exposé, car ce traitement, en même temps qu'il met un terme aux graves accidents qui menaçaient les jours de la malade, lui apporte le même bénéfice qu'elle eût retiré d'une opération plus radicale et plus décisive, qui n'aurait pas respecté l'intégrité de ses organes.

Cette question est importante à considérer lorsque le chirurgien voit venir à lui des jeunes filles ou des jeunes femmes : leur faire une opération radicale, c'est leur rendre le mariage moralement impossible, c'est les placer dans un état d'infériorité sociale : mariées, c'est leur interdire l'espoir de toute conception future. La ligature permet d'éviter ces inconvénients, mais, n'est-ce pas là seulement une vue de l'esprit, et la ligature en produisant l'atrophie consécutive de l'organe gestateur ne crée-t-elle pas un obstacle à la fécondité ? On pourrait le croire, car dans les mémoires de Martin et Gottschalk qui se sont le plus occupés de la question, aucun cas de grossesse postopératoire n'est rapporté ; cela tient peut-être à l'âge relativement avancé de la plupart de leurs opérées. Un seul cas a été publié jusqu'ici : c'est celui de Frédérick de Buffalo, rapporté par MM. Hartmann et Fredet dans les *Annales de gynécologie*. La conception est donc possible, mais, en raison de son influence reconnue sur les fibromes, influence qui ne disparaît pas toujours après l'accouchement, est-elle à désirer ? Il est permis de dire non avec

Gottschalk, si elle se produit avant la disparition de la tumeur, car : « l'hyperémie qui, sous l'influence d'une grossesse se produit au niveau de l'utérus, peut trop facilement donner une autre impulsion à l'accroissement de la tumeur » et rendre ainsi les résultats de l'opération illusoires.

Enfin, dernière considération, qui milite en faveur de la ligature ou du pincement, c'est que cette intervention ne s'accompagne pas des symptômes nerveux qui sont la conséquence ordinaire de l'hystérectomie et de la castration. Au contraire, la santé générale des malades ne tarde pas à se relever sous l'influence du traitement ; certaines même accusent un embonpoint rapide et toutes sont unanimes à reconnaître que les troubles nerveux qui les tourmentaient avant l'opération ont rapidement disparu.

CHAPITRE V

INDICATIONS

De l'exposé qui précéde, il résulte pour nous que la ligature ou le pincement des utérines est un procédé applicable à toutes les femmes atteintes de fibromes utérins, épuisées par les hémorragies et trop faibles pour supporter une opération radicale. C'est une indication qu'on peut regarder comme absolue, car les résultats, pour n'être pas dans tous les cas durables, et nous avons vu que c'était l'exception, n'en sont pas moins réels. Ce traitement, en effet, met fin à un état de choses qui menaçait les jours de la malade et donne à celle-ci le bénéfice de quelques semaines de repos, pendant lesquelles elle pourra se fortifier et rendre ainsi possible une opération plus grave que son état précaire rendait impraticable.

Du côté de la tumeur, les indications sont moins absolues. Gottschalk les résume ainsi : « La méthode de la ligature des artères utérines est surtout applicable dans le cas de myômes petits, intrapariétaux des portions inférieure et moyenne du corps de l'utérus, qui ne dépassent pas notablement le volume d'une tête d'enfant, particulièrement chez les femmes qui se rapprochent de la ménopause. » Il écarte donc des applications de la méthode les très gros fibromes, les fibromes sous-muqueux et ceux qui siègent dans le fond de l'utérus et dans le ligament large. Sa proposition, pour si générale qu'elle soit, de son propre aveu d'ailleurs, semble restreindre un peu trop le champ de la ligature dans le traitement des fibromes.

Les gros fibromes, du fait de leurs nombreuses adhérences, ne doivent pas, dit-il, ressentir beaucoup les effets de la ligature. A cela, nous objecterons que ces adhérences se produisent en général tardivement et qu'il est difficile de les apprécier ; que même, dans le cas où leur existence est confirmée, on ne court aucun risque en employant la ligature ; enfin, que l'observation nous confirme qu'ils peuvent, au contraire, en retirer un certain bénéfice, témoin les améliorations consignées dans les observations XVII, XVIII et XXI ; cette dernière est particulièrement concluante, puisqu'il y est question d'un fibrome que des adhérences trop nombreuses, reconnues après la parotomie, empêchaient d'enlever. Ce qui les rend justiciables d'un traitement plus radical, ce sont les douleurs et les phénomènes de compression dont ils s'accompagnent ; ils le seront d'autant plus que la femme sera plus éloignée de la ménopause.

Quant aux fibromes intra-ligamentaires qui, par leur présence même, exagèrent la circulation déjà si riche renfermée dans le ligament large, la ligature de l'artère utérine sera en général insuffisante (obs. XX). Il faudrait lui adjoindre celle des vaisseaux utéro-ovariens et peut-être aussi celle de tous les vaisseaux afférents, suivant le procédé de Rydygier.

Les fibromes implantés sur le fond même de l'utérus,

semblent également ne devoir pas retirer grand bénéfice
de l'opération, en raison de la richesse vasculaire du voisinage. L'observation nous montre que cette considération
est surtout d'ordre théorique, que les fibromes du fond de
l'utérus sont atteints comme ceux de la partie inférieure
(obs. XII, XVI, XIX).

Nous les considérerons donc comme justiciables de la
méthode, bien que, dans certains cas de développement
anormal de la circulation salpingienne, exception rare
heureusement, ils puissent n'en retirer qu'un avantage
relatif.

Du fibrome sous-muqueux, nous ne dirons que quelques
mots : il est évident que la ligature ou le pincement n'est
qu'à moitié indiqué pour lui, puisqu'on peut en général
l'extirper assez facilement. Ce n'est que dans le cas où il
est profondément inclus dans le muscle même, ou bien
lorsqu'il cesse d'être unique, qu'on peut avoir recours à ce
procédé, car alors l'énucléation s'accompagne d'effusion
sanguine, devient laborieuse et dangereuse en raison de
l'état de la malade.

En tous cas, quels que soient leur siège, leur volume,
l'indication peut résulter du voisinage de la ménopause ;
celle-ci devant ajouter ses effets à ceux de la suppression
de l'apport sanguin, on pourra opérer avec plus de chances
de réussite les gros fibromes qui, théoriquement du moins,
semblent ne devoir retirer que de maigres résultats lorsqu'on les traite de cette façon-là chez des femmes jeunes.

Quant aux myômes petits, intra-pariétaux principalement, qui seront toujours arrêtés dans leur développement
comme nous l'avons vu, l'âge importe peu ; la malade
retirera dans tous les cas d'heureux avantages de l'inter-

vention. Si elle est âgée, ces tumeurs disparaîtront :
dans le cas contraire, elle aura subi une opération permettant le fonctionnement de son utérus, qu'elle sera
toujours à temps de briser plus tard par une opération
plus grave, s'il y a récidive.

Une contre-indication importante nous reste à signaler :
c'est celle qui est tirée d'une affection des annexes, lorsqu'on n'a pas de raison d'intervenir d'urgence. La
circulation plus active dorénavant dans les artères spermatiques aurait pour résultat d'exaspérer ces organes et
de réveiller les symptômes morbides qu'il ont antérieure-
ment présentés ou même d'en créer de nouveaux, c'est ce
qui ressort des observations XXII, XXIII, XXIV et de
l'observation XXV que nous avons jugé à propos d'adjoindre à celles-ci pour en fortifier la déduction à tirer, bien
que par son esssence elle soit hors du cadre de notre sujet.

En résumé, la ligature ou le pincement des utérines est
d'une façon absolue une opération de choix, lorsqu'elle
s'adresse à des femmes sur qui une opération radicale ne
peut être tentée. Elles en retireront un soulagement
immédiat et, alors même que les effets curatifs du traitement ne se produiraient pas, ce qui constitue, avons-nous
dit, la minorité des cas, elles auront retrouvé des forces
pour subir une opération plus grave, dont la ligature aura
été le premier temps et assurera parfois les résultats
(obs. XIV).

En dehors de ce cas, c'est une méthode qui s'adresse
aux fibromes peu développés, ne paraissant pas nécessiter
une opération aussi grave que l'hystérectomie ou la
castration. En l'employant le chirurgien sera encore
guidé par les considérations suivantes : à savoir que, chez

la femme approchant de la ménopause, il suffit de gagner quelques mois pour arriver au moment où la régression naturelle de ces tumeurs se produit, qu'il ne mettra pas la jeune fille ou jeune femme qu'il a à soigner dans la situation, si pénible à tant de points de vue, de la femme privée de ses annexes en pleine période d'activité génitale.

CONCLUSIONS

La ligature ou le pincement des artères utérines est une méthode qui doit entrer dans le traitement conservateur des fibromes.

Cette méthode, quel que soit celui de ces procédés employés, a comme résultat :

L'arrêt des hémorragies ;

La régression manifeste de l'utérus et une diminution constante de l'hystérométrie ;

Le régression et parfois la disparition des tumeurs ;

Ce résultat est le plus certain dans le cas de fibromes intrapariétaux, de développement moyen, mais peut aussi s'obtenir quels que soient le siège et le volume ;

Ces résultats sont rendus plus certains par le voisinage de la ménopause ;

On peut les chercher chez des jeunes femmes pour qui la méthode est un traitement d'attente, devenant souvent curatif et chez qui une castration anticipée aurait de graves inconvénients ;

L'arrêt des hémorragies ne sera que momentané dans le cas de coexistence d'une affection des annexes.

La mortalité a été nulle d'après les observations publiées.

BIBLIOGRAPHIE

Hofmeier, Zeitschr. für Geb. und Gyn., t. V, 1880.

Geza von Andal, Centr. für Gynæcologie, n° 30, 1882.

Fritsch, Deutsche Chirurgie, n° 56, 1885.

Martin, Traité clinique des maladies des femmes. Traduction française de Varnier.

Gubaroff, Central. für Chirurgie, 1889.

Rydygier, Wiener klinische Woch., 1890.

— Centr. für Gyn,, 1894.

Altucheff, Monatschr. für Geb. und Gyn., t. III, 1890.

Rechner, thèse de Paris, 1897.

Dorsett, Saint-Louis Courrier of med., t. III, 1890.

Gottschalk, Premier Congrès de gyn. de Bruxelles, 1892.

— Archiv. für Gyn., t. XLII, 1893.

— Annales de gyn. et d'obst., t. XLIX, 1898.

Martin Franklin, Gyn. Society, Chicago, déc. 1892.

— American journal of. obst., t. XXVII, 1893.

— Lectures on the treatment of fibroïd tumors of the uterus, Chicago, 1897.

— British med. journ., Londres, t. II, 1897.

— Annales de gyn. et d'obst., t. XLIX, 1898.

Goelett, American gyn. and obst. journ., t. X, 1897.

— Medical Record, t. LI, 1897.

Fréderick, Journal of the Americ. med. Assoc., t. XLIX, Chicago, 1895.

Hartmann et Fredet, Annales de gyn. et d'obs., t. XXV, 1895.

Manoin, Annales de gyn. et d'obs., LI, 1890.

Lyon. — Imprimerie A. Rey, 4, rue Gentil. — 2105?

245

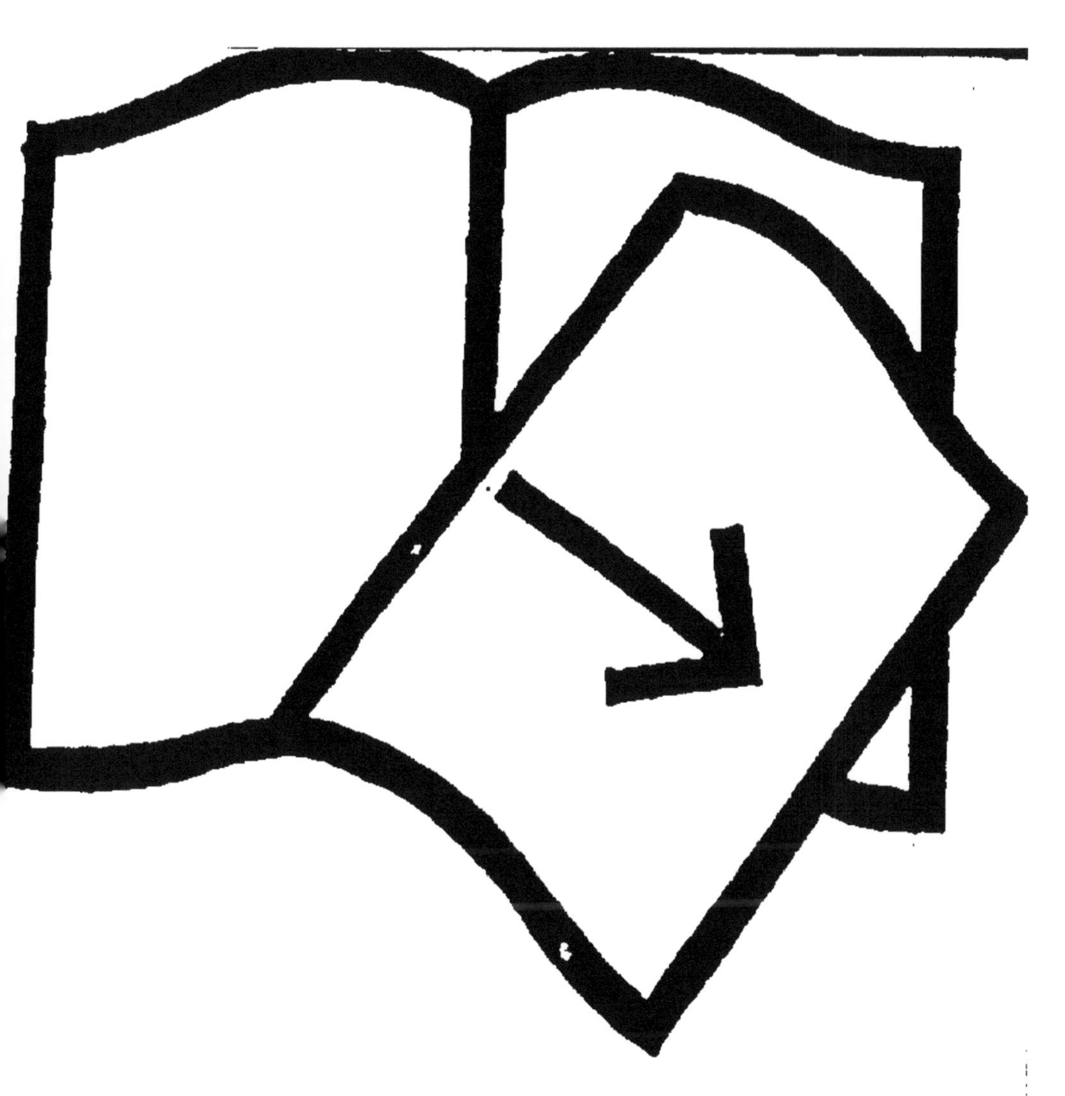

Documents manquants (pages, cahiers...)
NF Z 43-120-13

www.ingramcontent.com/pod-product-compliance
Ingram Content Group UK Ltd.
Pitfield, Milton Keynes, MK11 3LW, UK
UKHW021215230726
13926UKWH00003B/1026